Sahar Mahmoud El-Khedr
Lamiaa Ahmed Elsayed

Qualidade de vida das crianças que sofrem de anemia falciforme

Sahar Mahmoud El-Khedr
Lamiaa Ahmed Elsayed

Qualidade de vida das crianças que sofrem de anemia falciforme

ScienciaScripts

Imprint

Any brand names and product names mentioned in this book are subject to trademark, brand or patent protection and are trademarks or registered trademarks of their respective holders. The use of brand names, product names, common names, trade names, product descriptions etc. even without a particular marking in this work is in no way to be construed to mean that such names may be regarded as unrestricted in respect of trademark and brand protection legislation and could thus be used by anyone.

Cover image: www.ingimage.com

This book is a translation from the original published under ISBN 978-3-659-84701-1.

Publisher:
Sciencia Scripts
is a trademark of
Dodo Books Indian Ocean Ltd. and OmniScriptum S.R.L publishing group

120 High Road, East Finchley, London, N2 9ED, United Kingdom
Str. Armeneasca 28/1, office 1, Chisinau MD-2012, Republic of Moldova, Europe
Printed at: see last page
ISBN: 978-620-8-27584-6

ÍNDICE DE CONTEÚDOS

RESUMO

Antecedentes: A doença falciforme é uma doença hereditária do sangue caracterizada por uma anemia hemolítica crónica que contribui para crises dolorosas. É uma doença autossómica recessiva causada pela produção de hemoglobina S anormal e está associada a uma elevada morbilidade e mortalidade. Pode influenciar a qualidade de vida das crianças, que podem necessitar de cuidados hospitalares mais frequentes. **Este estudo teve como objetivo** comparar a qualidade de vida relacionada com a saúde, no que diz respeito a parâmetros físicos e fisiológicos, entre crianças que sofrem de anemia falciforme e crianças saudáveis. Foi realizado um estudo comparativo no ambulatório e no Departamento de Hematologia Pediátrica de um hospital selecionado em Makkah Al-Mukaramah. Uma amostra intencional composta por 80 crianças foi classificada em dois grupos, 40 crianças saudáveis e 40 crianças que sofrem de anemia falciforme, ambos os grupos preenchendo determinados critérios de inclusão e exclusão. Foram utilizados **dois instrumentos** para a recolha de dados. **O primeiro instrumento** foi uma lista de controlo de observação composta por três partes. **O segundo instrumento** foi o Pediatric Quality of Life Inventory, utilizado para avaliar a qualidade de vida das crianças. **Resultados:** A maior parte das crianças afectadas por arritmias cerebrais apresentava um baixo nível de subcategorias de bem-estar físico, social e emocional em comparação com as crianças saudáveis, tendo sido encontradas diferenças estatisticamente significativas. Verificou-se uma diferença estatisticamente significativa em relação aos parâmetros físicos peso, perímetro do braço e parâmetros fisiológicos respiração, pressão arterial sistólica e saturação de oxigénio. Concluiu-se que a anemia falciforme afecta a qualidade de vida das crianças que dela sofrem e que existem diferenças na qualidade de vida entre as crianças com anemia falciforme e as crianças saudáveis. **Recomendações:** Aumentar a consciencialização dos pais em relação à doença falciforme, o que ajuda a melhorar a qualidade de vida das crianças. Desenvolver um programa educacional para os pais sobre a prevenção de crises falciformes.

Palavras-chave: Qualidade de vida relacionada com a saúde das crianças, Anemia Falciforme.

Capítulo 1

Introdução:

A anemia falciforme (AF) é uma doença hereditária do sangue caracterizada por uma anemia hemolítica crónica que contribui para crises dolorosas e inflamação crónica. A AF leva ao stress oxidativo, à diminuição da afinidade da hemoglobina falciforme para o oxigénio, à fadiga induzida pelo sono e a deficiências cognitivas[1]) É uma doença autossómica recessiva hereditária, o que significa que os genes podem ser transmitidos de um progenitor portador para os seus filhos. Um gene falciforme tem de ser herdado tanto da mãe como do pai, pelo que a criança tem dois genes falciformes. Normalmente, a doença apresenta-se pela primeira vez no primeiro ano de vida.[2,3]

A doença falciforme é uma doença comum presente em toda a Arábia Saudita, com uma elevada prevalência nas regiões oriental e meridional. A prevalência da doença falciforme nas várias regiões é a seguinte: Qatif (0,170), Gizan (0,103), Макка (0,025) e Alula (0,081). Em Medina, a prevalência estimada de homozigose falciforme (Hb SS) é de 0,01, e a do estado de portador (Hb AS) é de 0,087. Em Khober, uma área vizinha, a frequência genética da Hb S é de 0,239,2.[4] A doença falciforme foi detectada em 108 de 45.682 crianças e adolescentes. A distribuição regional da doença falciforme mostrou predomínio da região leste com prevalência de 145 por 10.000, seguida pela região sul com prevalência de 24 por 10.000, região oeste 12 por 10.000

e região central 6 por 10.000.[5]

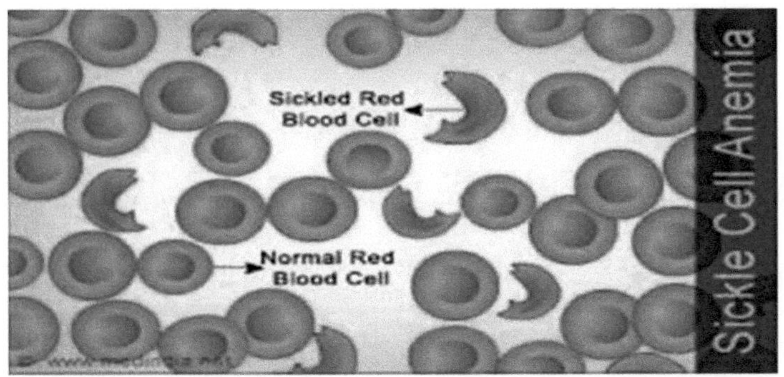

A anemia falciforme é uma doença que afecta uma proteína especial dentro dos

glóbulos vermelhos, chamada hemoglobina. Os glóbulos vermelhos recolhem o

oxigénio dos pulmões e levam-no a todas as partes do corpo. Uma pessoa com doença

falciforme produz um tipo diferente de hemoglobina. Esta hemoglobina faz com que

os glóbulos vermelhos mudem a sua forma. Em vez de serem lisas e redondas, as

células tornam-se duras e pegajosas. A sua forma assemelha-se a uma banana ou a uma

foice. Os dois tipos mais comuns são a anemia falciforme (doença SS) e a doença

falciforme "C" (doença SC). A doença SC é frequentemente menos grave do que a

doença SS.[2,3,5]

Capítulo 2

Revisão da literatura:

A doença falciforme (DF) é uma doença potencialmente devastadora causada por uma hemoglobinopatia hereditária autossómica recessiva que resulta na vaso-oclusão e hemólise dos glóbulos vermelhos. Os cuidados prestados aos doentes com doença falciforme são em grande parte de apoio, sendo a hidroxiureia o único medicamento amplamente utilizado que modifica a patogénese da doença. Os fenómenos vaso-oclusivos dolorosos são a complicação mais frequente em crianças e adultos com doença falciforme. A maioria é gerida com medidas tradicionais de cuidados de suporte que não se alteraram durante décadas e que são adequadamente cumpridas pela atual Organização Mundial de Saúde (OMS). A anemia falciforme é uma doença hereditária que afecta a hemoglobina nos glóbulos vermelhos .[2,3] [5]

A doença falciforme afecta milhões de pessoas em todo o mundo e é particularmente comum em África, na América do Sul, nas Caraíbas e na América Central, na Arábia Saudita, na Índia e nos países mediterrânicos, como a Turquia, a Grécia e a Itália. É possível que uma pessoa de qualquer raça ou nacionalidade tenha traço falciforme. Os indivíduos com traço falciforme (SCT) não apresentam sintomas vaso-oclusivos e têm uma esperança de vida normal. A hereditariedade do traço falciforme não deve ter qualquer impacto nas escolhas profissionais ou no estilo de vida. O rastreio neonatal permite a deteção precoce do TSC. A esperança de vida melhorou consideravelmente nas últimas décadas devido a uma melhor gestão dos episódios agudos. [15,6)]

É importante saber se tem traço falciforme. O traço falciforme é herdado dos pais, como a cor do cabelo ou dos olhos. Se um dos pais tiver traço falciforme, existe uma probabilidade de 50% (1 em 2) em cada gravidez de ter um filho com traço falciforme. Algumas pessoas podem desenvolver problemas de saúde em determinadas condições, como desidratação, baixo nível de oxigénio.[15,6)]

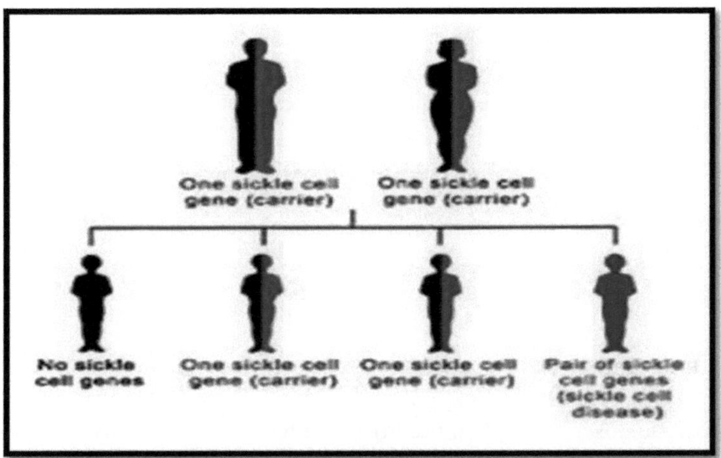

Os principais sintomas da AF resultam do facto de os glóbulos vermelhos com forma anormal e falciforme bloquearem o fluxo de sangue que circula pelos tecidos do corpo. Os tecidos com circulação prejudicada sofrem danos devido à falta de oxigénio. Isto pode causar incapacidade grave nas crianças com anemia falciforme. Os doentes sofrem episódios de "crises" intermitentes de frequência e gravidade variáveis, consoante o grau de envolvimento dos órgãos. As principais caraterísticas da anemia falciforme incluem fadiga, anemia, crises de dor, lesões oculares, artrite e dactilite. Podem também ocorrer sequestro esplénico, congestão hepática, lesões pulmonares e cardíacas, úlceras nas pernas, enfartes assépticos e ósseos.[5, 7]

A crise vaso-oclusiva, ou crise falciforme, é uma complicação dolorosa comum da doença falciforme em adolescentes. As dores agudas (crises) são a principal razão pela qual esses pacientes procuram atendimento médico. O médico de família e o hematologista devem trabalhar juntos. É importante reconhecer precocemente uma crise de dor, tratar pronta e eficazmente os episódios de dor aguda, gerir as sequelas a longo prazo da dor crónica e prevenir futuras crises vaso-oclusivas, corrigir as causas incitantes, controlar a dor e administrar hemoglobina adequada para diminuir o nível de hemoglobina S.[8]

Uma crise vaso-oclusiva envolve mais frequentemente as costas, as pernas, os joelhos, os braços, o peito e o abdómen. Sabe-se que vários factores, incluindo a desidratação, a acidose, o exercício vigoroso, a infeção e o tempo frio, o stress físico e psicológico, precipitam as crises agudas. Os doentes têm de estar conscientes dos factores que podem precipitar as crises vaso-oclusivas. Devem ser aconselhados a usar roupas quentes no tempo frio. O consumo de quantidades adequadas de líquidos ajuda a prevenir a desidratação, especialmente durante os períodos febris e o tempo quente. Evitar a hipoxemia no período perioperatório quando é utilizada anestesia geral ou quando um procedimento envolve corantes radiográficos hipertónicos e evitar o exercício físico até ao ponto de fadiga e desidratação. [8,9]

Uma crise de dor abdominal aguda assemelha-se frequentemente a um processo intra-abdominal, como a colecistite ou a apendicite. Os diagnósticos que podem exigir cirurgia e sugerem um processo diferente da crise vaso-oclusiva incluem dor na ausência de um evento precipitante, dor que difere da dor sentida em crises vaso-oclusivas anteriores e ausência de alívio da dor em 48 horas apesar da hidratação e da oxigenoterapia.[8,9]

O baço ajuda o corpo a combater infecções. As células falciformes podem ficar presas no baço, impedindo-o de funcionar tão bem como deveria. Como resultado, as pessoas com doença falciforme têm maior probabilidade de contrair infecções. As crianças são medicadas com antibióticos até o seu sistema imunitário amadurecer. Dê penicilina à criança até pelo menos os cinco anos de idade. Dê à criança muitos líquidos para beber quando ela estiver doente. Certifique-se de que a criança bebe líquidos sempre que tem sede.[8,9]

Ajude a criança a lidar com a dor. Tente beber mais líquidos, brincar tranquilamente, banhos quentes, almofadas ou toalhas quentes, massagens ou Tylenol. Quando a criança tiver cerca de um ano de idade, pode ser-lhe dado um suplemento vitamínico chamado ácido fólico. Este pode ser esmagado e misturado com leite, sumo ou comida. O ácido fólico ajuda o corpo a produzir novos glóbulos vermelhos. Algumas crianças não precisam de mais ácido fólico. Para além do ácido fólico, algumas crianças com doença falciforme podem precisar de tomar outras vitaminas e minerais, como zinco, ferro e vitamina E.[10, 11]

As células falciformes que ficam presas nos pequenos vasos sanguíneos do corpo causam a interrupção do oxigénio e do fluxo sanguíneo; estas crises de falcização podem ser muito dolorosas. Estas crises de falcização podem ser muito dolorosas, incluindo dor e inchaço das mãos e dos pés em crianças pequenas. O baço combate as infecções eliminando as bactérias (germes) do sangue. Basicamente, ele funciona como um filtro na corrente sanguínea. Na doença falciforme, o baço geralmente não funciona depois dos 4-6 meses de idade. Ele foi danificado pelas hemácias falciformes e não é capaz de remover bactérias do sangue. Algumas crianças com anemia falciforme normalmente têm o baço aumentado. Crianças com anemia falciforme têm o baço aumentado, mas isso não acontece antes dos 4 anos de idade ou mais.[9, n] *

O sequestro esplénico ou a crise esplénica ocorrem quando as células falciformes bloqueiam os vasos sanguíneos que saem do baço. O sangue fica no baço e faz com que este aumente de tamanho (esplenomegalia). Quando isto acontece, a contagem sanguínea baixa e o baço torna-se muito grande e fácil de sentir. É a chamada crise de sequestro esplénico. Os sintomas seguintes são fraqueza, irritabilidade, sonolência invulgar, palidez, baço grande, batimento cardíaco acelerado e dor no lado esquerdo do abdómen. Se a contagem sanguínea for perigosamente baixa, é efectuada uma transfusão de sangue. Em geral, estes episódios ligeiros resolvem-se espontaneamente, mas requerem uma monitorização do tamanho do baço e das contagens sanguíneas. Se uma criança tiver vários episódios de sequestro esplénico, pode ser considerada a hipótese de uma cirurgia para remover o baço.[12]

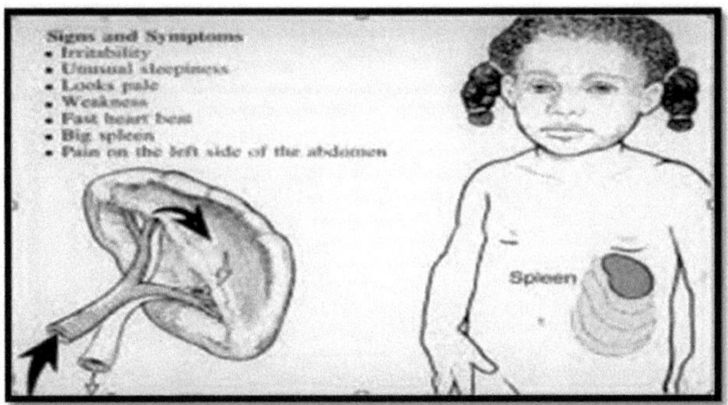

A prevenção e o tratamento precoce da infeção é a melhor defesa contra complicações graves. A criança que está doente deve ser cuidadosamente observada para detetar sintomas de infeção grave. A febre deve ser sempre considerada como um sintoma de possível septicemia ou de bactérias no sangue. A penicilina é administrada duas vezes por dia para prevenir a infeção. As vacinas pneumocócicas são administradas para aumentar a imunidade contra infecções nocivas. Acidente vascular cerebral As células falciformes podem obstruir o fluxo sanguíneo para o cérebro e causar um acidente vascular cerebral. Um AVC pode resultar em incapacidades e problemas de aprendizagem para toda a vida. As crianças com menos de 16 anos são as que correm maior risco de sofrer um AVC.[13]

A síndrome torácica aguda (SCA) é definida como uma doença aguda caracterizada por febre e sintomas respiratórios, acompanhada por um novo infiltrado pulmonar na radiografia do tórax. Síndrome torácica aguda A obstrução do fluxo de sangue para os pulmões pode causar síndrome torácica aguda (SCA). A SCA é semelhante à pneumonia; os sintomas incluem dor no peito, tosse, dificuldade em respirar e febre, podendo ser fatal e devendo ser tratada num hospital. A SCA pode evoluir rapidamente de hipoxia ligeira para insuficiência respiratória e morte.[14]

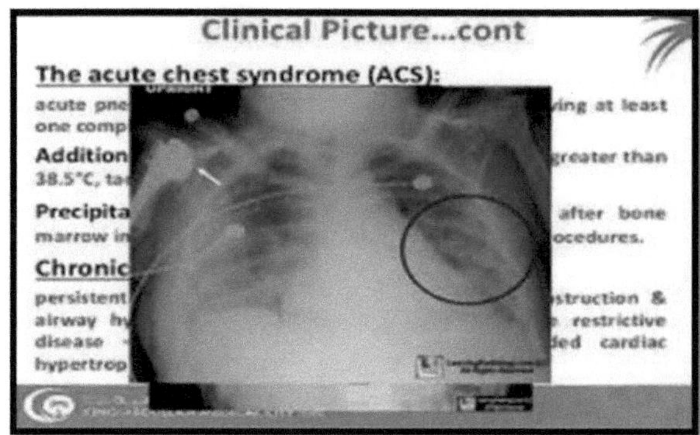

Os sintomas respiratórios mais comuns da SCA são a tosse, a dor torácica e a falta de ar, podendo a dor torácica ser de natureza pleurítica e a tosse produtiva. Também podem ocorrer dores nas costelas e no esterno, arrepios, pieira e hemoptise. Na crise dolorosa, a vaso-oclusão nos ossos leva à necrose da medula óssea e à libertação de êmbolos de gordura. Estes entram na corrente sanguínea e alojam-se na vasculatura pulmonar, causando hipoxia aguda. Nas crianças, a SCA pode ser uma doença grave com risco de vida. O reconhecimento precoce da progressão para insuficiência respiratória aguda é vital. O diagnóstico de SCA é o aparecimento de consolidação numa radiografia simples de tórax num doente falciforme com hipoxia de início recente, taquipneia, sinais torácicos, febre e dor torácica. [14]

O tratamento da SCA é direcionado para a gestão e prevenção das manifestações agudas, bem como para terapias direcionadas para o bloqueio do empilhamento dos glóbulos vermelhos. Não existe um remédio único para reverter a anemia, é

É importante que as crianças afectadas e os seus familiares tenham uma compreensão óptima da doença. As crianças e os seus pais podem ser negativamente influenciados quando os sintomas não podem ser geridos eficazmente durante a dor, o que pode levar à desintegração e à disfuncionalidade na família, à perda de energia, ao aumento da carga de cuidados, ao desespero e à deterioração da qualidade de vida (QV). (15&16)

As crises agudas de anemia falciforme são tratadas principalmente com terapia medicamentosa. Os cuidados de suporte também são importantes. A abordagem padrão de tratamento inclui analgésicos opióides, hidratação adequada, repouso e terapias cognitivas e comportamentais. Uma gestão óptima requer uma equipa multidisciplinar que inclua um médico de família, um hematologista, enfermeiros, um psiquiatra, um fisioterapeuta, um especialista em dor e assistentes sociais. Estes membros da equipa trabalham em conjunto para prestar cuidados longitudinais. .[15&16]

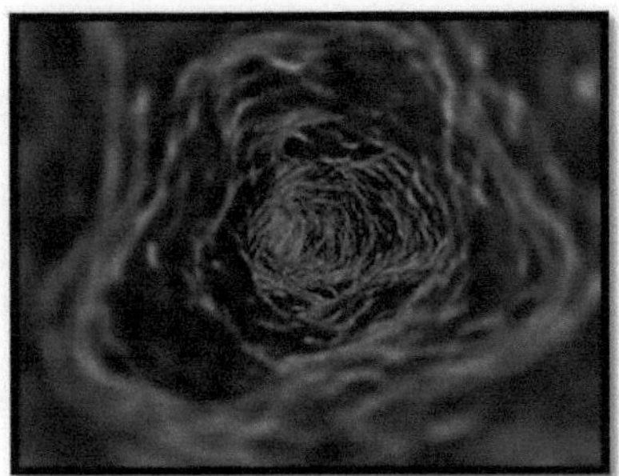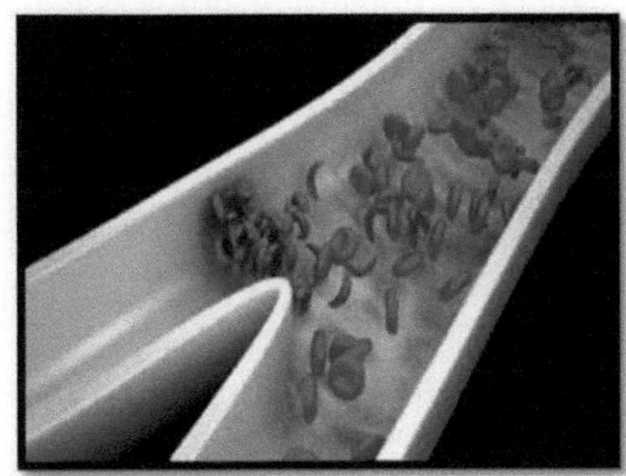

A oxigenoterapia é frequentemente utilizada de forma rotineira no tratamento de crises vaso-oclusivas. A oxigenoterapia só deve ser administrada se estiver presente

uma hipoxemia que possa suprimir a produção de eritrócitos, deprimir a reticulocitose

e causar rebound

crises falciformes após a interrupção da terapêutica, quando a tensão arterial de
oxigénio se eleva acima dos valores normais. Os eritrócitos das células falciformes têm
uma afinidade reduzida pelo oxigénio e um aumento da hemoglobina insaturada no
sangue arterial.

O tratamento da anemia falciforme deve enfatizar programas que utilizem

tecnologia simples e económica e que sejam acessíveis a uma grande parte da

comunidade. O programa deve ser desenvolvido ao nível dos cuidados primários com

técnicos adequados. A formação do pessoal de saúde em prevenção, diagnóstico e

gestão de casos deve garantir que o sistema de saúde seja capaz de fornecer os

requisitos básicos desses serviços. A prevenção das células falciformes através de

programas de rastreio e aconselhamento genético em países de elevada prevalência. A

doença deve ser identificada durante o período pré-natal. Os serviços de

aconselhamento e educação para a saúde desde o diagnóstico levantam sérias questões

éticas e culturais. O aconselhamento genético e a triagem podem levar a uma redução

substancial no número de crianças com o traço.[15&16]

A Organização Mundial de Saúde (OMS) define a QV como "a perceção do

indivíduo da sua posição na vida no contexto da cultura e dos sistemas de valores em

que vive e em relação aos seus objectivos, expectativas, padrões e preocupações".

Trata-se de um conceito abrangente que é afetado pela saúde física, pelo estado

psicológico, pelo nível de independência e pelas relações sociais das crianças.[17] A

qualidade de vida refere-se à capacidade das pessoas para desempenharem as tarefas

normais da vida. Ultrapassa as manifestações diretas da doença e abrange a morbilidade pessoal do doente. Análises da QV 15

são particularmente úteis para investigar os efeitos sociais, emocionais e físicos dos tratamentos e processos de doença na vida quotidiana das crianças; analisar os efeitos da doença ou do tratamento na perspetiva do doente; e determinar a necessidade de apoio social, emocional e físico durante a doença.[18]

A qualidade de vida em saúde pediátrica (QVRS) refere-se à avaliação do bem-estar físico, emocional e social das crianças. A QVRS é um resultado complexo relatado pelo paciente que fornece uma avaliação de como uma doença, seu tratamento e suas complicações afetam o paciente. Uma boa QVRS é importante para uma criança com uma doença crónica, como a doença falciforme, em que a probabilidade de cura é pequena. Além disso, as medidas para melhorar a QVG são muito importantes para avaliar factores de prognóstico, para identificar problemas que podem ser alvo de uma intervenção e ajudam a compreender o bem-estar das crianças com doença falciforme. As crianças com SCD têm uma QVRS de base mais baixa do que os controlos saudáveis, e piora durante os eventos de crise dolorosa vaso-oclusiva aguda. [(1921)]

Os objectivos dos cuidados de enfermagem são o controlo dos sintomas e a gestão das complicações da doença. As estratégias de tratamento incluem vários objectivos que incluem a gestão da crise vaso-oclusiva, a gestão das síndromes dolorosas e a anemia hemolítica. Incluem também a prevenção e o tratamento de infecções, o controlo das complicações e das várias síndromes de lesão de órgãos associadas à doença, a prevenção de acidentes vasculares cerebrais, a deteção e o tratamento da hipertensão pulmonar.

[22]O papel da enfermagem foi orientado para a prevenção da crise falciforme, incluindo evitar situações que aumentem o metabolismo celular; atividade física extenuante, desportos de contacto, stress emocional, grandes altitudes, infeção. Ensinar as crianças e suas mães sobre situações que podem precipitar uma crise falciforme e os passos necessários para prevenir ou diminuir tais crises.[23]

O diagnóstico de enfermagem é o risco de alteração da perfusão dos tecidos periféricos relacionado com a afinidade da hemoglobina pelo oxigénio. O papel do enfermeiro inclui: Instruir a criança a evitar o esforço físico, o stress emocional, ambientes com pouco oxigénio (por exemplo, aviões, grandes altitudes) e fontes conhecidas de infeção. Administrar transfusões de sangue conforme ordenado, realizar várias actividades de prestação de cuidados quando possível, administrar oxigénio conforme ordenado, Administrar e ensinar a família a administrar transfusões profiláticas para a criança que sofreu um acidente vascular cerebral[22][23]

O diagnóstico de enfermagem é o risco de défice de volume de fluidos relacionado com a ingestão inadequada de fluidos. A intervenção prioritária inclui a gestão de fluidos, a promoção do equilíbrio eletrolítico e a prevenção de complicações resultantes de níveis de fluidos anormais ou indesejados. Calcular as necessidades diárias de fluidos da criança, monitorizar o consumo habitual de fluidos da criança, encorajar a criança a tomar fluidos, observar sinais de desidratação, registar a ingestão e o débito, a criança manterá ou recuperará uma hidratação adequada. Assegurar uma nutrição adequada, fornecendo uma dieta rica em calorias e proteínas; assegurar que as vacinas da criança estão actualizadas. Isolar a criança de possíveis fontes de infeção. Informar os pais sobre os sinais de infeção e encorajá-los a procurar cuidados de saúde imediatos. O diagnóstico de enfermagem é o défice de conhecimento relacionado com a falta de exposição sobre a causa e o tratamento da anemia falciforme. A intervenção de enfermagem inclui o ensino do processo da doença, ajudando o doente a compreender a informação relacionada com um

processo de doença específico. Ensinar a criança e a família sobre os sinais e sintomas das crises.
(21،23)

Objetivo do estudo:

O objetivo do presente estudo foi comparar a qualidade de vida relacionada com a saúde no que diz respeito a parâmetros físicos e fisiológicos entre crianças que sofrem de anemia falciforme e crianças saudáveis

Importância do problema:

A doença falciforme é uma doença autossómica recessiva associada a uma elevada morbilidade e mortalidade. Cuidar de uma criança com doença falciforme coloca exigências adicionais aos pais, tanto a nível físico como psicológico, o que pode influenciar a qualidade de vida das crianças. A prevalência da doença falciforme na Arábia Saudita varia significativamente em diferentes partes do país, sendo a prevalência mais elevada na província oriental, seguida das províncias do sudoeste. Infelizmente, existem poucos estudos publicados sobre a qualidade de vida relacionada com a doença falciforme. A maioria dos estudos relatou o impacto da doença em determinados domínios. [22،]

Questões de investigação

- Como é que a anemia falciforme pode afetar a qualidade de vida das crianças com AF?
- Em que medida os parâmetros físicos e fisiológicos das crianças que sofrem de SCA podem ser afectados em comparação com as crianças saudáveis?

Sujeitos e métodos:

A. **Conceção da investigação:** uma conceção de estudo comparativo.

B. Locais de investigação: O estudo foi realizado no Ambulatório e nos Departamentos de Hematologia Pediátrica de um hospital selecionado em Makkah Al- Mukaramah.

C. Sujeitos da investigação: Uma amostra intencional composta por 80 crianças classificadas em dois grupos. O primeiro grupo era composto por 40 crianças saudáveis. O segundo grupo era composto por 40 crianças que sofriam de doença falciforme com as suas mães, provenientes do local anteriormente mencionado, de acordo com os seguintes critérios de inclusão e exclusão:

Critérios de inclusão:

<u>Para ambos os grupos de estudo:</u>

- Crianças dos 6 aos 12 anos.

- Não ter problemas psicológicos ou de comunicação.

<u>Para crianças saudáveis</u>

- Sem qualquer doença crónica.

Critérios exclusivos para o grupo SC:

- Crianças com anemia falciforme e outras doenças como a talassemia.

Crianças que foram submetidas a esplenectomia.

D. Instrumentos de recolha de dados: Foram utilizados dois instrumentos para a recolha de dados:

1-Primeiro <u>instrumento; Um Questionário de Entrevista</u> que foi desenvolvido pelos investigadores e era composto por duas partes:

Primeira parte: questionário sócio-demográfico que foi utilizado para recolher dados sobre as mães e os seus filhos. Incluía,

A- Caraterísticas sócio-demográficas das mães, incluindo a sua idade, sexo, anos de experiência, nível de escolaridade, etc.

B- Caraterísticas sócio-demográficas das crianças, incluindo idade, sexo, nível de escolaridade, antecedentes de doença, admissão anterior no hospital e causa da admissão.

Segunda parte: Uma lista de controlo de observação composta pelas seguintes medidas físicas e fisiológicas:

A- Medição antropométrica: foi utilizada para avaliar o crescimento físico das crianças, incluindo o peso, a altura, o perímetro cefálico, o perímetro torácico e o perímetro abdominal.

B- Medidas fisiológicas: foi utilizado para avaliar a temperatura, o pulso, a respiração, a pressão arterial sistólica/diastólica e o oxímetro de pulso.

2-O segundo instrumento foi o Pediatric Quality of Life Inventory (PedsQL):

Este instrumento foi adotado de Vami etal (2003). Foi utilizado para avaliar a qualidade de vida das crianças. Era composto por 23 itens que incluíam quatro subescalas, os itens das quatro escalas eram: Física (8 itens), Emocional (5 itens), Social (5 itens) e Escolar (5 itens).[23]

Sistema de pontuação :

O Inventário de Qualidade de Vida Pediátrica era composto por 23 itens pontuados de 1 a 69. O PedsQL é uma escala de Likert de 1 a 5. No presente estudo, os itens foram resumidos em três escalas de likert para fins estatísticos, como se segue: 1 nunca, 2 às vezes e 3 sempre um problema (com pontuações mais altas indicando baixa QV).

Resposta	Nunca	Por vezes	Sempre
Pontuações brutas	1	2	3

1-69	1-34	35-51	52-69

Validade e fiabilidade:

Antes de realizar o estudo, os investigadores analisaram a literatura relacionada utilizando livros didácticos, jornais, artigos e revistas disponíveis que ajudaram a recolher informações suficientes de artigos nacionais e internacionais. A validade dos instrumentos de recolha de dados, da escala de QV e da escala do questionário pediátrico, foi testada através da sua análise por cinco especialistas na matéria. O teste de fiabilidade utilizando o alfa de Cronbach foi utilizado para testar a consistência interna dos instrumentos. Foi de (0,989) para a escala de qualidade de vida.

Estudo-piloto: Foi realizado com 10% dos sujeitos do estudo para testar a clareza, a validade e a fiabilidade dos instrumentos de estudo. Os sujeitos envolvidos no estudo-piloto foram excluídos do estudo e foram efectuadas as modificações necessárias.

Métodos do estudo/Desenho administrativo:

Considerações éticas:

Foi obtida autorização oficial do vice-reitor de investigação e estudos de pós-graduação para a realização do estudo. A natureza e o objetivo do estudo foram explicados a cada membro dos participantes. Os participantes são entrevistados individualmente e foi obtido o consentimento oral de todas as mães e dos seus filhos. Foram feitos todos os esforços para garantir a privacidade e a confidencialidade dos resultados.

Trabalho de campo:

O trabalho de campo efetivo foi realizado durante 4 meses, desde o início de agosto até ao final de novembro de 2014. Os investigadores estiveram disponíveis durante 4 dias/semana, nos locais de estudo anteriormente referidos. Os instrumentos foram preenchidos pelos investigadores através de entrevista individualizada. O tempo médio necessário para a realização da entrevista foi de cerca de 15-20 minutos. Inicialmente, foram obtidas as caraterísticas sociodemográficas das crianças e das suas mães e, de seguida, os investigadores avaliaram as crianças física e fisiologicamente. Foi preenchido um questionário de QV, para avaliar a QVRS das crianças.

Análise estatística e interpretação de dados:

Os dados recolhidos foram revistos, resumidos, tabulados e analisados com recurso ao SPSS Versão (15). Foi utilizada estatística descritiva com números e percentagens, testes estatísticos apropriados como, frequência simples, média + DP, χ^2 e correlações para estimar as diferenças estatisticamente significativas e correlações significativas.

Capítulo 3

Resultados:

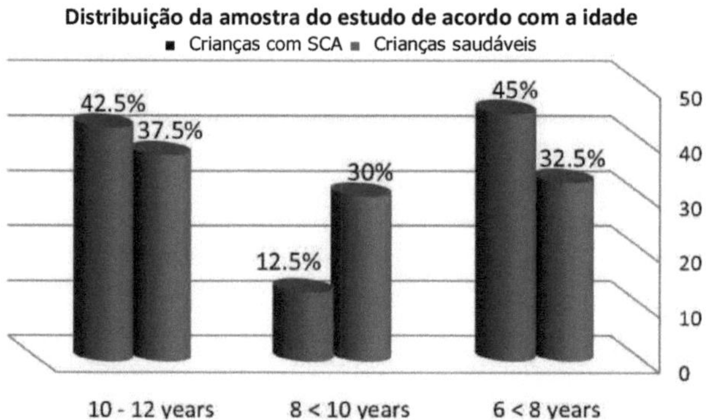

Figura (1) Distribuição percentual da amostra do estudo de acordo com a idade.

A Figura (1) mostra a distribuição da amostra do estudo de acordo com a idade. Verificou-se que 45% e 12,5% das crianças saudáveis tinham idade entre 6 < 8 anos e 8 < 10 anos, respetivamente. Relativamente às crianças que sofrem de AF, como se pode ver na figura, observou-se que 32,5% e 30% delas tinham idades compreendidas entre os 6 < 8 anos e os 8 < 10 anos, respetivamente. Quarenta e dois vírgula cinco por cento e 37,5% das crianças saudáveis e das crianças com AF, respetivamente, tinham entre 10 e 12 anos de idade.

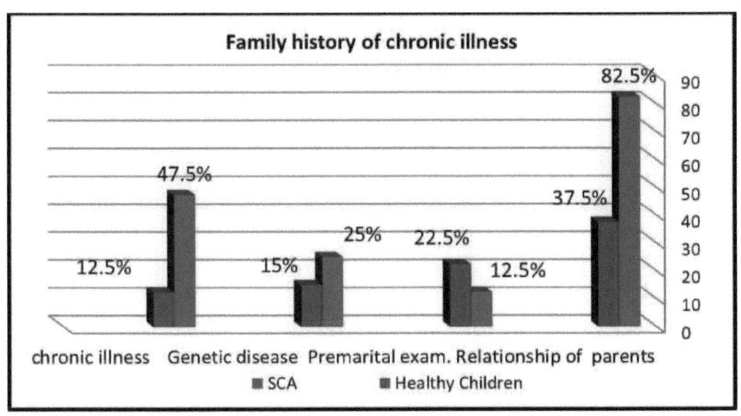

Figura (2) Distribuição percentual da amostra do estudo de acordo com a

história familiar

de doença crónica.

A distribuição percentual da amostra do estudo de acordo com a história familiar de doença crónica foi ilustrada na Figura (2). Ficou evidente que 82,5% dos pais das crianças falciformes eram parentes, em comparação com 37,5% das crianças saudáveis. Menos de um quarto dos pais das crianças falciformes (12,5%) realizam o exame pré-marital, em comparação com 22,5% das crianças saudáveis. Quinze por cento das crianças saudáveis e 25% das crianças com anemia da SC referiram a presença de doenças genéticas na família. Quase metade das crianças que sofrem de AF (47,5%) mencionou a história familiar de doenças crónicas na família, em comparação com 12,5% das crianças saudáveis.

Tabela 1: Distribuição percentual de crianças com anemia falciforme e Crianças saudáveis de acordo com as suas medidas antropométricas.

Medição antropométrica	Células falciformes Anemia	Crianças saudáveis	teste t	P-valor

	Média	S.D.	Média	S.D.		
Peso	22.38	5.188	25.91	8.13	2.376	.020*
Altura	125.27	10.51	126.42	15.16	.394	.694
Circunferência do braço	17.12	2.34	19.56	3.94	3.360	.001*
Circunferência do tórax	62.77	5.191	61.95	9.13	.497	.621
Circunferência abdominal	61.7	5.56	59.27	8.155	1.553	.024*

A Tabela (1) mostra a distribuição percentual da amostra do estudo de acordo com as suas medidas antropométricas. Observou-se que o peso médio das crianças com anemia SC era de 22,38 + 5,118, em comparação com 25,91 + 8,13 das crianças saudáveis, havendo uma diferença estatisticamente significativa entre os dois grupos relativamente ao peso (P=0,02*). A altura média do grupo de estudo foi de 125,27 + 10,51 para as crianças com AF e de 126,42 + 15 para as crianças saudáveis. Foi encontrada uma diferença estatisticamente significativa entre as crianças com anemia SC e as crianças saudáveis no que respeita à média do perímetro do braço 17,12 + 2,34 e 19,56 + 3,94 para as crianças com SC e as crianças saudáveis, respetivamente (P=0,001*). A média da circunferência abdominal foi de 61,7 + 5,56 no grupo com SC, enquanto foi de 59,27 + 8,155 para as crianças saudáveis e houve uma diferença estatisticamente significativa (P=0,024*).

Tabela 2: Distribuição percentual de crianças com anemia falciforme e saudáveis Crianças de acordo com as suas medidas fisiológicas.

Medições fisiológicas	Células falciformes Anemia		Crianças saudáveis		teste t	P-valor
	Média	S.D.	Média	S.D.		
Temperatura	36.54	.44	36.53	.41	.184	.855
Impulso	87.22	10.62	83.4	10.76	1.745	.085
Respiração	21.9	2.02	20.17	1.39	4.567	.000*
Pressão arterial sistólica	104.9	9.29	100.35	10.93	2.030	.046*
Pressão arterial diastólica	67.5	12.9	69.57	11.62	.695	.489
Saturação de oxigénio	96.72	2.96	99.82	0.84	4. 523	.000*

No que diz respeito à tabela (2), a distribuição percentual da amostra do estudo de acordo com as suas medições fisiológicas revelou que a frequência respiratória média das crianças com anemia SC era de 21,9 + 2,02 em comparação com 20,17 + 1,39 das crianças saudáveis e que existia uma diferença estatisticamente significativa entre os grupos de estudo relativamente à respiração (P=0,000*). A pressão arterial sistólica média das crianças do estudo

A média da saturação de oxigénio foi de 104,9 + 9,29 para as crianças com anemia SC e de 100,35 + 10,93 para as crianças saudáveis. A média da saturação de oxigénio foi de 96,72 + 2,96 e 99,82 + 0,84 no grupo com SC e no grupo saudável, respetivamente. Verificaram-se diferenças estatisticamente significativas relativamente à pressão arterial sistólica e à saturação de oxigénio (P=0,046*) e (P=0,000*), respetivamente.

Tabela 3: Comparação entre a QV de Crianças com Anemia Falciforme e Crianças Saudáveis em relação à Subcategoria Saúde Física.

Saúde física Declarações	Crianças SCA			Crianças saudáveis			Z^2	P-valor
	Sempre	por vezes	Nunca	Sempre	por vezes	Nunca		
	%	%	%	%	%	%		
É difícil andar	65	25	10	28.2	27.3	42.5	160.3	.000*
É difícil correr	55	27.5	17.5	44.4	25.5	30.1	38.77	.000*
É difícil fazer desporto	67.5	12.5	20	25.9	50.4	23.7	409.6	.000*
É difícil levantar algo pesado	57.5	20	22	24.6	20.8	54.6	38.86	.000*
É difícil tomar um duche sozinho	72.5	10	17.5	31.9	27.0	41.1	151.2	.000*
É difícil fazer as tarefas domésticas	70	12.5	17.5	41.4	36.7	21.9	87.07	.000*
Eu dói-me ou dói-me	37.5	47.5	15	39.7	24.3	36.0	105.2	.000*
Tenho pouca energia	27.5	47.5	25	49.0	18.6	32.4	260.7	.000*

A Tabela (3) mostra a comparação entre a QV de crianças com anemia falciforme e crianças saudáveis em relação à sua saúde física (subcategorias de QV). É evidente que a maioria das crianças com anemia falciforme (65%, 55%, 67,5%) sente sempre dificuldade em andar, correr e fazer desporto, em comparação com 28,2%, 44,4% e 25,9% das crianças saudáveis, respetivamente, e existem diferenças estatisticamente significativas (P= .000 *). Uma percentagem quase igual de crianças do grupo SC (72,5% e 70%) teve sempre dificuldade em deixar algo pesado, em tomar banho sozinho e em fazer tarefas domésticas, respetivamente. A saúde física das crianças saudáveis, tal como revelado na tabela (3), ilustra que 30,1%, 23,7%, 21,9% e 32,4% nunca sentiram dificuldade em correr, praticar desporto, fazer tarefas domésticas e nunca se sentiram com pouca energia, respetivamente. Houve uma diferença estatisticamente significativa entre as crianças com anemia falciforme e as crianças saudáveis relativamente a todas as subcategorias de saúde física.

Crianças saudáveis em relação ao seu bem-estar emocional Subcategoria.

Declarações	Crianças SCA			Crianças saudáveis			X^2	P-valor
	Sempre	em algum momento	Nunca	Sempre	em algum momento	Nunca		

	%	%	%	%	%	%		
Sinto medo ou receio	72.5	20	7.5	28.5	28.5	43	394.9	.000*
Sinto-me triste	45	40	15	22.6	18.6	58.8	80.0	.000*
Sinto-me zangado	55	35	10	35.2	6.6	58.2	58.18	.000*
Tenho dificuldade em dormir	55	32.5	12.5	24.9	23.1	52	105.2	.000*
Preocupo-me com o que me vai acontecer	50	35	15	32.1	18.6	49.3	105.2	.000*

No que diz respeito à comparação entre a QV das crianças que sofrem de AF e das crianças saudáveis de acordo com as suas subcategorias emocionais da escala de qualidade de vida, a tabela (4) revelou diferenças estatisticamente significativas entre os dois estudos relativamente a todas as subcategorias de bem-estar emocional (P = .000*). Verificou-se que 72,5% das crianças com anemia falciforme sentem sempre medo ou receio, em comparação com 28,5% das crianças saudáveis. Quase a mesma percentagem de crianças com anemia falciforme respondeu sempre que se sentia triste (45%), zangada (55%), com problemas

dormir (55%) e preocupação com o que lhes vai acontecer (50%). As respostas "nunca" relativas às subcategorias de bem-estar emocional foram dadas por 58,8%, 58,2%, 52% e 49,3%, respetivamente, para os sentimentos de tristeza, raiva, dificuldade em dormir e preocupação com o que lhes vai acontecer.

Tabela 5: Comparação entre a QV de crianças com anemia falciforme e

Crianças saudáveis em relação ao seu bem-estar social Subcategoria.

Declarações	Crianças SCA			Crianças saudáveis			x^2	P-valor
	Sempre	em algum momento	Nunca	Sempre	em algum momento	Nunca		
	%	%	%	%	%	%		
Tenho dificuldade em dar-me com outras crianças	92.5	2.5	5	40.9	17.1	42	79.28	.000*
os outros miúdos não querem ser meus amigos	97.5	0	2.5	24.2	11.5	64.3	381.7	.000*
Os outros miúdos gozam comigo	92.5	2.5	5	28.5	12.3	59.2	166.2	.000*
Não consigo fazer coisas que os outros miúdos conseguem fazer	60	22.5	17.5	54.3	9.1	36.6	96.48	.000*
É difícil manter o ritmo quando brinco com outras crianças	67.5	25	7.5	33.6	27.3	39.1	105.2	.000*

No que diz respeito à tabela (5), a comparação entre a QV das crianças com anemia falciforme e das crianças saudáveis no que se refere à subcategoria bem-estar social. Ficou claro que a maioria das crianças com anemia falciforme (92,5%, 97,5% e 92,5%) sempre teve dificuldade em se relacionar com as crianças, as outras crianças não queriam ser suas amigas e as outras crianças provocavam-nas. As respostas "nunca" foram mencionadas por 42%, 64,3% e 59,2% das crianças saudáveis que referiram que nunca tiveram problemas com as crianças, as outras crianças nunca recusaram ser suas amigas e as outras crianças nunca as provocaram, respetivamente. Sessenta por cento das crianças com anemia falciforme não conseguem sempre fazer coisas como as outras crianças, em comparação com 33,6% das crianças saudáveis que não conseguem sempre fazer coisas como as outras crianças. Houve diferenças estatisticamente significativas entre as crianças com anemia falciforme e as crianças saudáveis relativamente a todos os subitens do bem-estar social (P = .000*).

Crianças saudáveis relativamente ao seu desempenho escolar.

Declarações	Crianças SCA			Crianças saudáveis			x^2	P-valor
	Sempre	em algum momento	Nunca	Sempre	em algum momento	Nunca		
	%	%	%	%	%	%		
É difícil prestar atenção nas aulas	67.5	25	7.5	30.1	14.4	55.5	105.2	.000*
Esqueço-me das coisas	55	35	10	27.6	14.1	58.3	463.2	.000*
Tenho dificuldade em acompanhar os meus trabalhos escolares	72.5	15	12.5	30.3		69.7	103.7	.000*
Falto à escola por não me sentir bem	52.5	25	22.5	22.9	35.1	42	27.40	.000*
Falto à escola para ir ao médico ou ao hospital	77.5	10	12.5	26.1	28.9	45	81.39	.000*

A Tabela (6) ilustra a comparação entre a QV de crianças com anemia falciforme e crianças saudáveis no que diz respeito à subcategoria bem-estar escolar da escala de qualidade de vida. Há diferença estatística entre as crianças com anemia falciforme e as crianças saudáveis relativamente a todas as subcategorias de itens escolares (P = .000*). Foi evidente que 67,5% das crianças que sofrem de AF estavam sempre pouco atentas nas aulas, em comparação com 30,1% das crianças saudáveis. Cinquenta e cinco por cento das crianças com SCA esqueciam-se sempre das coisas, em comparação com 58,3% das crianças saudáveis que nunca se esqueciam das coisas. Quase três quartos do grupo com SC (72,5% e 77,5%) tiveram sempre dificuldade em acompanhar os seus trabalhos escolares e faltaram sempre à escola para ir ao hospital, respetivamente, em comparação com 69,7% e 45% das crianças saudáveis que nunca tiveram dificuldade em acompanhar os seus trabalhos escolares ou faltaram à escola para ir ao hospital, respetivamente.

Tabela 7: Comparação entre a QV total das crianças com células falciformes Anemia e crianças saudáveis.

Itens de bem-estar	Crianças SCA			Crianças saudáveis			x^2	Valor P
	Pobres QOL	Moderado QOL	Elevado QOL	Pobres QOL	Moderado QOL	Elevado QOL		
	%	%	%	%	%	%		
Físico	80	12.5	7.5	20.7	11.2	68.1	748.53	.000**
Social	80	17.5	2.5	23.3	17.8	58.9	735.72	.000**
Emocional	70	17.5	12.5	14.5	34	51.5	121.3	.000**
Escola	60	17.5	22.5	21.2	29.8	49	573.72	.000**

A Tabela (7) mostra a comparação entre a QV total das crianças com anemia falciforme e das crianças saudáveis. Ficou claro que a maioria das crianças com anemia falciforme (80%) tinha uma QV fraca em relação ao bem-estar físico e ao bem-estar social e 70% em relação ao bem-estar emocional, em comparação com 68,1%, 58,9% e 51,5% das crianças saudáveis, que referiram um elevado bem-estar físico, social e emocional, respetivamente. A QdV relativa às subcategorias de bem-estar escolar revelou que 60% do grupo da CS tinha um baixo nível de bem-estar escolar, em comparação com 21,2% das crianças saudáveis. Registaram-se diferenças estatisticamente significativas relativamente a todas as subcategorias da qualidade de vida total (P = .000*).

DISCUSSÃO:

A doença falciforme é uma das doenças mais genéticas caracterizada pela presença de hemoglobina anormal. Na SCA, os glóbulos vermelhos tornam-se crescentes ou falciformes, o que impede a circulação sanguínea. Os glóbulos vermelhos falciformes provocam crises vasooclusivas e uma diminuição da oxigenação e do fluxo sanguíneo para os principais órgãos, resultando em dores intensas. A doença falciforme afecta milhões de pessoas em todo o mundo e é a doença do sangue mais comum na África subsariana, na América do Sul, na América Central, na Arábia Saudita, na Índia e nas regiões mediterrânicas.[2][24] As crianças com anemia falciforme necessitam de cuidados médicos e de enfermagem especializados para obterem uma boa qualidade de vida. Os enfermeiros utilizam o seu potencial para ajudar as crianças e as suas famílias na prevenção e gestão das crises de anemia falciforme para melhorar a qualidade de vida. Assim, o presente estudo foi realizado com o objetivo de comparar a qualidade de vida relacionada com a saúde, no que diz respeito a parâmetros físicos e fisiológicos, entre crianças que sofrem de anemia falciforme e crianças saudáveis.

Relativamente à idade da amostra do estudo, o presente estudo constatou que menos de metade das crianças saudáveis tinham idades compreendidas entre os 6 e os 8 anos, em comparação com quase um terço das crianças que sofriam de AF. Verificou-se que mais de metade do grupo com SC tinha idades compreendidas entre os 10 e os 12 anos, em comparação com quase dois quintos do grupo saudável que tinha idades compreendidas entre os 10 e os 12 anos. Estes resultados estão de acordo com **Manish (2009)**[25] , que realizou um estudo de observação de crianças com doença falciforme em Kilifi, no Quénia, e referiu que a amostra selecionada tinha menos de 14 anos e a idade média era de 6 anos. Além disso, os resultados do presente estudo são congruentes com os de **Ibrahim (2003)**[26] , que estudou o envolvimento cardíaco na anemia falciforme e referiu que a idade média das crianças com anemia falciforme envolvidas no seu estudo era de 9 anos.

De acordo com a história familiar de doença crónica, o presente estudo ilustrou que, na maioria das crianças com células falciformes, os seus pais eram familiares, em comparação com menos de dois quintos das crianças saudáveis. Pouco mais de um décimo dos pais das crianças com SC realizaram exames pré-maritais, em comparação com mais de dois quintos das crianças saudáveis. Mais de um décimo das crianças saudáveis e mais de um quarto das crianças com anemia falciforme referiram a presença de doenças genéticas nas suas famílias. Quase metade das crianças com AF referiu história familiar de doença crónica, em comparação com pouco mais de um décimo das crianças saudáveis. Estes resultados são consistentes com o estudo de **Panepinto (2009)**[27] que referiu que os pais de crianças com anemia falciforme eram mais susceptíveis de serem parentes afro-americanos do que os pais de crianças sem anemia falciforme. Outro estudo sobre o crescimento em crianças e adolescentes com doença falciforme no Iémen, realizado por **Al-Saqladi (2010)**[28] , estava de acordo com os resultados do presente estudo. Eles relataram uma alta taxa de consanguinidade que requer melhor educação dos pais e testes pré-matrimoniais com aconselhamento genético.

Em relação às medidas antropométricas de crianças saudáveis e crianças com anemia falciforme. O presente estudo constatou que houve diferenças estatisticamente significativas entre os dois grupos em relação ao peso médio, à circunferência do braço e à circunferência abdominal.

O resultado do presente estudo foi congruente com **Valavi (2010)**, que afirmou que o crescimento físico é afetado nas crianças com anemia falciforme, que são geralmente mais leves. Os resultados do presente estudo podem ser explicados pelo facto de haver alterações no estado hematológico, cardiovascular e na função endócrina das crianças, bem como alterações no estado metabólico e nutricional. As deficiências de nutrientes em crianças com DF devem-se a uma baixa ingestão alimentar que resulta numa diminuição da absorção e num aumento da perda a partir do intestino ou num aumento da utilização pelo organismo. Outro estudo efectuado por Akohoue (2007)[30] apoiou os resultados do presente estudo. Referiu que a monitorização do crescimento é importante para avaliar a saúde e a nutrição destas crianças, uma vez que o estado do crescimento pode ser um sinal da atividade e da gravidade da doença e a sua monitorização é um marcador útil da eficácia das intervenções médicas e/ou nutricionais.

De acordo com os resultados do presente estudo, as medições fisiológicas das crianças com anemia falciforme indicaram que a frequência respiratória média das crianças foi de 21,9 + 2,02, em comparação com 20,17 + 1,39 para as crianças saudáveis, tendo havido uma diferença estatisticamente significativa entre os grupos de estudo relativamente à respiração. A pressão arterial sistólica média do grupo de estudo foi de 104,9 + 9,29 para as crianças com anemia SC e de 100,35 + 10,93 para as crianças saudáveis. Em relação à saturação de oxigénio, verificou-se que 96,72 + 2,96 para as crianças com SC e quase cem por cento para as crianças saudáveis, respetivamente. Verificaram-se diferenças estatisticamente significativas em relação à pressão arterial sistólica e à saturação de oxigénio. Estes resultados podem dever-se à complicação de crises recorrentes de SC, tanto vasooclusivas como de dor, que afectam a frequência respiratória e a saturação de oxigénio das crianças que sofrem de SCA. Os resultados do presente estudo foram consistentes com o estudo de Moreira (2007)[31] que estudou as repercussões respiratórias da anemia falciforme e relatou que pacientes com anemia falciforme podem apresentar uma SpO2 < 90%. Outro estudo realizado por David (2003)[32] corroborou com o presente estudo. Verificou que as crianças com anemia falciforme apresentam queixas de falta de ar, taquipneia, dor torácica, sinais torácicos, redução da saturação de oxigénio - gasometria arterial / saturação de oxigénio < 95%, e sonolência inexplicável.

De acordo com a comparação entre a QV de crianças com anemia falciforme e crianças saudáveis. Considerou-se que a saúde física é uma das subcategorias da qualidade de vida. Foi evidente que a maioria das crianças com anemia falciforme sentia sempre dificuldade em andar, correr, fazer desporto, deixar algo pesado, tomar banho sozinha e fazer tarefas domésticas, respetivamente. Em comparação com a saúde física das crianças saudáveis, tal como revelado no presente estudo, estas nunca sentiram dificuldade em correr, em praticar desporto, em fazer tarefas domésticas e nunca se sentiram com pouca energia, respetivamente. Houve diferença estatisticamente significativa entre crianças com anemia falciforme e crianças saudáveis em relação a todas as subcategorias de saúde física. Estes resultados estão de acordo com Moreira (2007)[31] que estuda as repercussões respiratórias da anemia falciforme & Asnani (2010) '[33] que estudam a utilidade do WHOQOL-BREF na medição da qualidade de vida na doença falciforme e concluíram que as crianças com anemia falciforme obtiveram menor pontuação na atividade física e no funcionamento diário independente.

No que respeita à comparação entre a QV das crianças com AF e das crianças saudáveis de acordo com as suas subcategorias emocionais da escala de qualidade de vida. O presente estudo revelou que existiam diferenças estatisticamente significativas entre os dois grupos de crianças com anemia falciforme e crianças saudáveis relativamente a todas as subcategorias de bem-estar emocional. Verificou-se que a maioria das crianças com anemia falciforme sente sempre medo ou receio e menos de metade das crianças com anemia falciforme sente-se triste. Igual percentagem das crianças com anemia falciforme estava sempre zangada, tinha sempre dificuldade em dormir e estava preocupada com o que lhe poderia acontecer. Em comparação com as crianças saudáveis, o presente estudo concluiu que cerca de metade das crianças saudáveis sentem medo ou receio e mais de metade nunca se sentem tristes, nunca se zangam e nunca têm problemas em dormir. Estes resultados são consistentes com os de Kumar (2005)[14], que estudou o efeito psicológico da doença crónica das células falciformes no autoconceito, no nível de ansiedade, nos ajustamentos pessoais e sociais e concluiu que a doença das células falciformes afectava a vida quotidiana destas crianças.

(14) Outro estudo que está de acordo com os resultados do presente estudo foi realizado por Palermo (2002)[26], que referiu que a QV das crianças com doença falciforme é afetada pelo perfil de saúde, estado psicológico e funcional das crianças que vivem com a doença.

Relativamente à relação entre a QV das crianças com anemia falciforme e das crianças saudáveis no que diz respeito à subcategoria bem-estar social. Verificou-se que a maioria das crianças com anemia falciforme tinha sempre dificuldade em dar-se com as crianças, os outros amigos não queriam ser seus amigos e as outras crianças gozavam com elas. Em comparação com as crianças saudáveis, mais de metade das crianças saudáveis referiu que nunca teve problemas com as crianças, as outras crianças nunca recusaram ser suas amigas e as outras crianças nunca as provocaram, respetivamente. Além disso, mais de metade das crianças com anemia falciforme não consegue sempre fazer coisas como as outras crianças do mesmo grupo etário, em comparação com mais de um quarto por cento das crianças saudáveis que não conseguem sempre fazer coisas como as outras crianças. Verificaram-se diferenças estatisticamente significativas entre as crianças com anemia falciforme e as crianças saudáveis relativamente a todos os subitens do bem-estar social.

Estes resultados são incongruentes com o estudo do The Center for Children with Special Needs (2012)[27] e Barakat, (2008)[28] que relatam que os alunos se sentem afastados das actividades da sala de aula e dos colegas, os extremos de retraimento ou comportamento perturbador são particularmente problemáticos para o pessoal da escola ou para as famílias.

A retração pode manifestar-se através da falta de participação nas actividades da sala de aula ou com os colegas, sonhar acordado, falta de entusiasmo no processo de aprendizagem ou oposição à frequência da escola.[22&24] Outro estudo realizado por **Archana (2005)**[29] está de acordo com os resultados do presente estudo. Este estudo referiu que as crianças com doenças crónicas têm duas a cinco vezes mais probabilidades de ter problemas psicossociais, para além de deficiências psicossociais devidas à sua doença, e concluiu que todos os domínios físico, psicossocial e cognitivo são afectados nas crianças com anemia falciforme.

Relativamente à qualidade de vida das crianças com anemia falciforme e das crianças saudáveis no que diz respeito à subcategoria de bem-estar escolar da escala de qualidade de vida. Existe uma diferença estatística entre as crianças com anemia falciforme e as crianças saudáveis relativamente a todas as subcategorias dos itens escolares. É evidente que mais de metade das crianças que sofrem de anemia falciforme não prestam atenção nas aulas e esquecem-se sempre das coisas, em comparação com mais de um quarto das crianças saudáveis. Cerca de três quartos das crianças com arritmias cerebrais tinham sempre dificuldade em acompanhar os seus trabalhos escolares e faltavam sempre à escola para ir ao hospital, respetivamente, em comparação com mais de metade e quase metade das crianças saudáveis que nunca tinham dificuldade em acompanhar os seus trabalhos escolares e nunca faltavam à escola para ir ao hospital, respetivamente. Estes resultados foram corroborados por Manish (2009)[25] , que afirmou que o absentismo excessivo das crianças com anemia falciforme se deve às complicações da doença e, por vezes, afecta a capacidade das crianças para cumprirem os seus deveres escolares. [18] Estes

Os resultados foram apoiados pelo estudo efectuado pelo The Center for Children with Special Needs (2012)[35] que referem que as crianças com doença falciforme faltam frequentemente à escola devido a um episódio doloroso, infecções ou protocolos de transfusão, hospitalização, consultas externas e procedimentos ou outras doenças.

No que diz respeito à qualidade de vida e ao bem-estar escolar das crianças com anemia falciforme, verificou-se que muitas delas não prestavam atenção nas aulas, tinham sempre dificuldade em acompanhar os trabalhos escolares e faltavam sempre à escola para ir ao hospital, em comparação com mais de metade das crianças saudáveis que nunca faltavam à escola para ir ao hospital. Os resultados actuais estão de acordo com o The Center for Children with Special Needs (20 12)[35] e Barakat (2008)[36] , que afirmam que as faltas frequentes à escola podem resultar em trabalho incompleto nas aulas e desenvolvimento incompleto de competências sociais, podendo o comportamento disruptivo ser manifestado através de escolhas ou problemas na interação com outras crianças. Os resultados do presente estudo podem dever-se aos longos períodos de hospitalização das crianças com SCA, que podem causar tédio. Além disso, ter problemas com outras crianças em resultado da doença, todos estes factores podem levar a uma má qualidade de vida.

Relativamente à QV Total das Crianças com Anemia Falciforme e das Crianças Saudáveis. Registaram-se diferenças estatisticamente significativas em relação a todas as subcategorias da qualidade total. Verificou-se que, na sua maioria, as crianças com AF tinham uma má QV relativamente ao bem-estar físico, ao bem-estar social e ao bem-estar emocional 44

em comparação com quase mais de metade das crianças saudáveis que tinham um elevado bem-estar físico, social e emocional, respetivamente. Relativamente às subcategorias de bem-estar escolar da QdV. O presente estudo revelou que mais de metade das crianças com anemia SC apresentavam um baixo nível de bem-estar escolar, em comparação com menos de um quarto das crianças saudáveis. . Estes resultados são consistentes com o estudo de Archana. (2005)[37] que estudou a qualidade de vida de crianças com anemia falciforme e concluiu que as crianças com anemia falciforme afectam o seu bem-estar físico, emocional, social e de qualidade de vida. Estes resultados foram consistentes com os de Panepinto (2009) [27] que referiu que as crianças com anemia falciforme têm pior QVRS do que as crianças saudáveis que não têm anemia falciforme e concluiu que as crianças com anemia falciforme têm uma QVRS significativamente afetada, pelo que se justificam intervenções específicas para melhorar a QVRS destas crianças.

Conclusão e recomendações
Conclusão

A anemia falciforme é uma doença hereditária do sangue caracterizada por uma anemia hemolítica crónica que contribui para crises dolorosas e inflamação crónica. É uma doença comum presente em toda a Arábia Saudita, com uma elevada prevalência nas regiões oriental e meridional. A anemia falciforme é uma doença crónica que pode afetar a qualidade de vida das crianças que dela sofrem. O presente estudo encontrou diferenças significativas entre os parâmetros físicos e fisiológicos e o QGV das crianças que sofrem de anemia falciforme em comparação com crianças saudáveis da mesma idade. A anemia falciforme afecta o bem-estar físico, social, emocional e escolar das crianças que dela sofrem.

Recomendações:

Sugerem-se as seguintes recomendações:

- Melhorar a consciencialização dos pais em relação à doença falciforme que ajuda a melhorar a qualidade de vida das crianças.
- Desenvolver um programa educacional para crianças e seus pais sobre a prevenção de crises

falciformes.

- É necessária mais investigação para estudar o efeito das crises de dor na qualidade de vida das crianças que sofrem de SCA.

- São necessários estudos futuros com amostras maiores de anemia falciforme e noutros grupos etários.

- Melhoria dos conhecimentos, atitudes e práticas dos pais de crianças falciformes sobre a importância do exame pré-matrimonial e dos serviços de aconselhamento genético.

Referências

1. Yawn B.P., George R., Buchanan M.D., etal., Management of Sickle Cell Disease Summary of the 2014 Evidence-Based Report by Expert Panel Members . JAMA. 2014;312(10):1033-1048.

2. Creary M, Williamson W, & Kulkarni R.: Sickle Cell Disease: Actividades actuais, implicações para a saúde e direcções futuras. J. Womens Health (Larchmt) .2007;16:575-82.

3. Makani J., Williams TN, & Marsh K. Sickle cell disease in Africa: Fardo e prioridades de investigação. Ann Trop Med Parasitol. (2007); 101:3-14.

4. Jastaniah W, Epidemiology of Sickle Cell Disease in Saudi Arabia (Epidemiologia da doença falciforme na Arábia Saudita), Annals of Saudi Medicine (Anais da Medicina Saudita), 2011 maio-Jun; 31 (3):289-293.

5. Mansour M., Mohammed I., Abdullah S., Alherbish A., Ahmed A., & Al- omar., The Prevalence of Sickle Cell Disease in Saudi children and adolescent, Saudi Med,. Volume do Jornal, 2008; 29(10)-1481-1483.

6. Julie A., Sylvia T., Cristiane B., Timothy L. , Bogdan D., Sandra Sherman-B., Christy B. e James W., PedsQLTM Multidimensional Fatigue Scale in Sickle Cell Disease: Feasibility, Reliability, and Validity, Pediatric Blood Cancer 2014;61:171-177.

7. Vichinsky EP. Overview of the clinical manifestations of sickle cell disease [UpToDate Web site], novembro de 2012. Disponível em: www.uptodate.com. Acedido em abril de 2013.

8. Quinn CT, Shull EP, Ahmad N, Lee NJ, Rogers ZR, Buchanan GR. Prognostic significance

of early vaso-occlusive complications in children with sickle cell anemia (Significado prognóstico das complicações vaso-oclusivas precoces em crianças com anemia falciforme). Sangue 2007;109:40-5.

9. Geller AK, O'Connor MK. A crise das células falciformes: um dilema no alívio da dor. Mayo Clin Proc 2008; 83:320.

10. Hyacinth HI, Gee BE, Hibbert JM. The Role of Nutrition in Sickle Cell Disease (O papel da nutrição na doença falciforme). Nutr Metab Insights 2010; 3:57. 6

11. Yawn BP, Buchanan GR, Afenyi-Annan AN, et al. Gestão da doença falciforme: resumo do relatório baseado em evidências de 2014 por membros do painel de especialistas. JAMA 2014; 312:1033.

12. Brousse V, Elie C, Benkerrou M, et al. Crise aguda de sequestro esplénico na doença falciforme: estudo de coorte de 190 pacientes pediátricos. Br J Haematol 2012; 156:643.

13. Publicação do Instituto Nacional de Saúde. The Management of Sickle Cell Disease, 4ª edn. Bethesda, EUA: Publicação do Instituto Nacional de Saúde, 2002.

14. Laurie, G.A. (2010) Síndrome torácica aguda na doença falciforme. Internal Medicine Journal, 40, 372-376.

15. Michael RD, Vichinsky E., Behrman RE, Jenson HB, Stanton BF, Hemoglobinopathies In Kliegman , Nelson Textbook of pediatrics. 18- ed. Nova Deli: Publicação Elsevier;, p. 2026. (2008).

1 6.Shanna Lea Gustafson. Knowledge and Health Beliefs of Sickle Cell Disease and Sickle Cell Trait: the Influence on Acceptance of Genetic Screening for Sickle Cell Trait", tese de mestrado, Universidade de Pittsburgh. (2006).

17. Xandra W.,1 Janneke Hatzmann, Elske E., Johanna H. Marjolein Peters, Karin F., e Martha G. Quality of Life of Female Caregivers of Children with Sickle Cell Disease: a Survey, Haematological 2008; 93(4):588-593.

18. Asnani MR, Reid ME, Ali SB, Lipps G, & Williams-Green P., Quality of life in Patients with Sickle Cell Disease in Jamaica: Rural-Urban Differences, Rural and Remote Health. 2008; 8: 890.: _http://www.rrh.org.au._

19. Claster, S., & Vichinsky, E. P., Managing Sickle Cell Disease. *BMJ,* (2003); 327(7424), 1151-1155.

20. Joshua J, Vichincky E., & DeBaun M., Overview of the Management and Prognosis of Sickle Cell Disease, Wolters Kluwer, Literature Review Current through: Dez 2014. Disponível em: http://*www.uptodate.com/contents/overview-   of-the-management-and-prognosis-of-sickle-cell-disease.*

21. Hand L. Libertada a diretriz para o tratamento das células falciformes. Notícias Médicas Medscape.
Disponível em   *http://www. medscape.com/viewarticle/831603.*   Accessed 14 de setembro de 2014.

22. Kumar S, Powars D, Allen J, & Haywood LJ . Anxiety , Self-concept, Personal and Social Adjustment in Children with Sickle Cell Anemia. J Pediatr, 2005; 88:859-63.

23. Varni, J.W., Burwinkle, T.M., Seid, M., & Skarr, D. The PedsQL, as a Pediatric Population Health Measure: Feasibility, reliability, and validity. Ambulatory Pediatrics, (2003); 3, 329-341.

24. Wasil Jastaniah. Epidemiologia da doença falciforme na Arábia Saudita, Annals Saudi Medicne, maio-Jun 2011; 31(3): 289-293.

25. Manish S., Julie M., Albert N K., Tolu A., Charles R N., Kevin M., e Thomas N W., Um estudo observacional de crianças com doença falciforme em Kilifi, Quénia, Br,. J., Haematol. Sep 2009; 146(6): 675-682.

2 6.1brahim ,D Cardiac Involvement in Sickle Cell Anemia in Children ,Master Thesis ,Faculty of Medicine ,Cairo university. (2003).

27. Panepinto Julie A. , Pajewski Nicholas M. , Foerster Lisa M. , Svapna Sabnis ,Raymond G. Hoffmann:2009: Impacto do rendimento familiar e da doença falciforme na qualidade de vida relacionada com a saúde das crianças. Qual Life Res (2009) 18:5-13 .Pages from,9412-8.

28. Al-Saqladi A.w., Bin-Gadeen H.A. & Brabinb, J., Growth In Children And Adolescents With Sickle Cell Disease In Yemen, W. S. Maney & Son Ltd., Annals of Tropical Paediatrics (2010) 30, 287-298.

29. Valavi E., Ansari M.J. & zandian K., How to Reach Rapis Diagnosis in Sickle cell disease? Iran J Pediatr, Mar (2010); 20(1):69-74.

30. Akohoue SA, Shankar S, Milne GL, et al. Energy Expenditure, Inflammation, and Oxidative Stress in Steady-State Adolescents with Sickle Cell Anemia. Pediatric Res 2007; 61:233-8.

31. Moreira G.A., Repercussões respiratórias da anemia falciforme, J. bras, pneumol. vol.33 no.3 SaoPaulo May/junho 2007, disponível em *http://dx.doi.ors/10.1590/S1806-37132007000300002.*

32. David R., Guidelines For The Management Of The Acute Painful Crisis In Sickle Cell Disease, British Journal of Haematology, 2003, 120, 744-752.

33. Asnani M.R., Lipps GE., & Reid M.E. , Utility of WHOQOL-BREF in Measuring Quality of life in sickle Cell Disease, Health Quality of Life Outcomes, 2009,7-75. Disponível em: *http://www.hqlo.eom/content/7/l/75*

34. Palermo, T. M., Schwartz, L., Drotar, D., & McGowan, K. Parental report of Health Related Quality of Life in Children with Sickle Cell Disease, J Behav Med. 2002 Jun;25(3):269-83 .

35. Center for Children withSpecial Needs, Sickle cell disease : Critical Elements of Care, 5 - ed., (2012)., *www.cshcn.ors.*

36. Barakat, L., Patterson, C., Daniel, L., & Dampier, C. Qualidade de vida entre adolescentes com doença falciforme: Mediação da dor por sintomas de internalização e stress parental. Health and Quality of Life Outcomes, (2008); 6(60),p 1-9.

37. Archana B.,Patel, and Habib G., Quality of life in Children with Sickle Cell Anemia Hemoglobinopathy, IndianJ ofPed.,2005; 72(7) .,567-5.

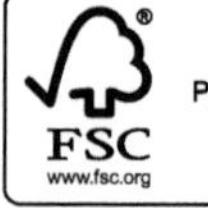

Printed by Books on Demand GmbH, Norderstedt / Germany